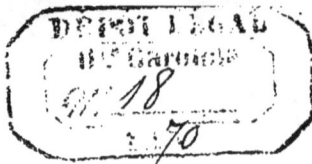

OBSERVATIONS

D'INJECTIONS HYPODERMIQUES;

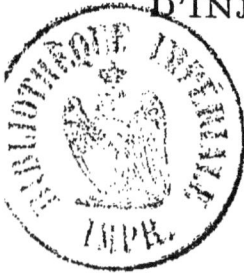

Par M. le docteur GUITARD,

Professeur adjoint de clinique interne.

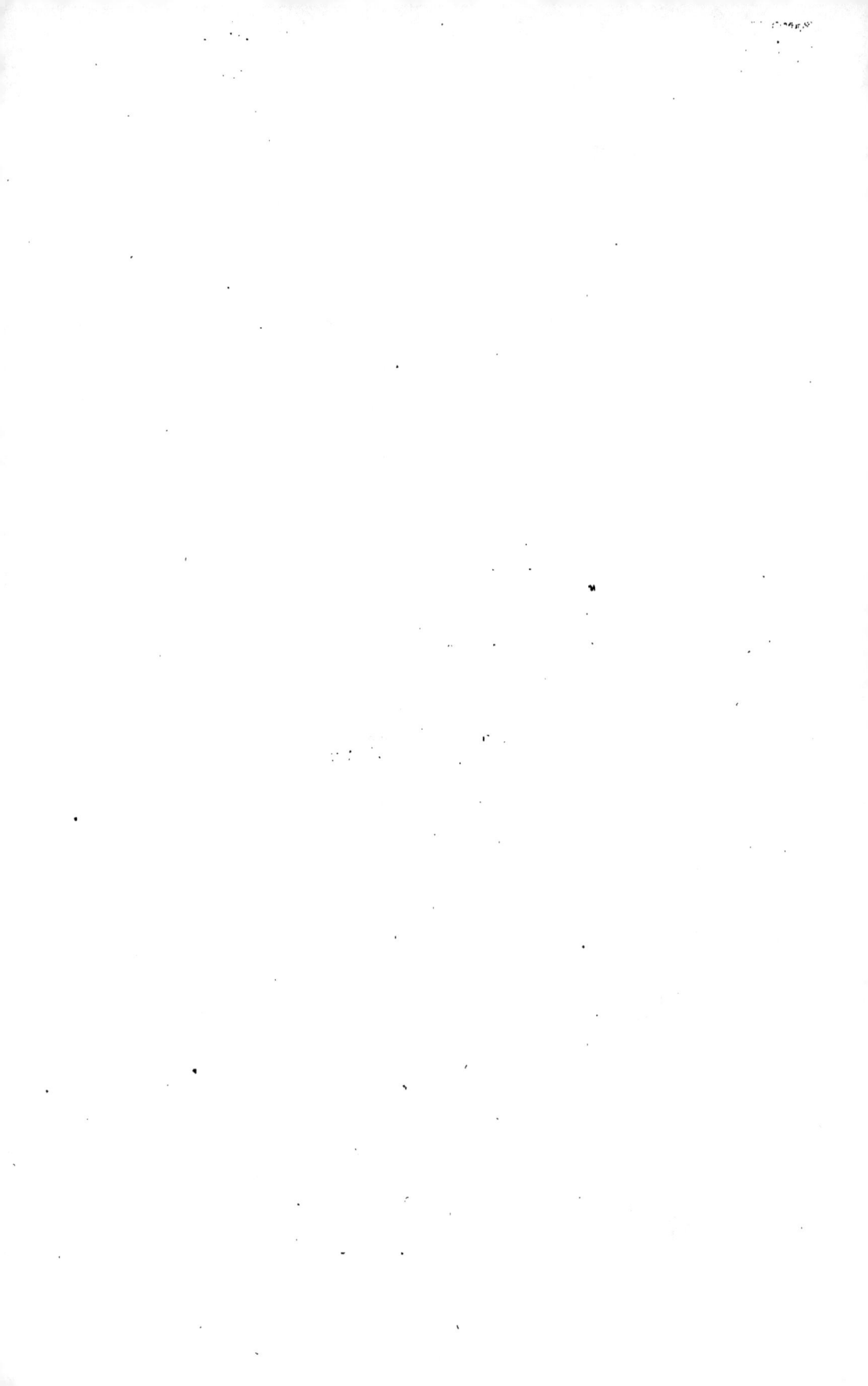

OBSERVATIONS D'INJECTIONS HYPODERMIQUES ;

Par M. le Dr GUITARD ,

Professeur adjoint de clinique interne.

Depuis plusieurs années je pratique les injections hypodermiques au sulfate neutre d'atropine pour calmer ou
anéantir l'élément Douleur.

J'ai même eu l'honneur, il y a 4 ans environ, de com-
muniquer à la Société de médecine une Note contenant l'histoire de 21 malades.

Aujourd'hui, espérant que l'expérience sera peut-être un
peu plus généralisée, je viens encore donner l'histoire de
quelques autres malades qui ont subi le même traitement.

J'espère, et je désire surtout, que ma confiance pleine et
entière dans l'administration de ce médicament ramène au
moins la sécurité dans l'esprit de ceux de mes honorables
collègues dissidents qui craignaient les effets de l'emploi de
l'atropine; je désire encore qu'ils partagent ma confiance dans
son action bienfaisante.

Le travail que je présente se compose de quatorze observations composant 3 groupes distincts : 1° injections avec le
sulfate neutre d'atropine dans la sciatique et dans la dysen-
terie,— 2° injections ou chlorhydrate de morphine dans les cas
de points pleurétiques au autres chez les tuberculeux, —
3° injections au bisulfate de quinine dans les cas de fièvre

intermittente présentant une contr'indication formelle de l'emploi de ce fébrifuge par les voies digestives.

Les Notes de ces Observations ont été prises avec le plus grand soin, tous les jours, par mon excellent interne, M. Soubie, auquel, pour témoigner ma satisfaction, j'ai laissé, faire sous ma surveillance, la grande majorité de ces injections.

PREMIÈRE SÉRIE.

PREMIÈRE OBSERVATION. — *Névralgie sciatique rebelle à divers traitements ; 3 injections au sulfate neutre d'atropine : grande amélioration.*

Manoël X..., terrassier, âgé de 55 ans, entré à l'Hôtel-Dieu le 25 juin 1869, est couché au n° 69 de la salle Notre-Dame.

D'un tempérament nervoso-bilieux et d'une bonne constitution, il a eu, il y a 6 mois, une névralgie sciatique, bornée à la cuisse, et qui fut amendée par l'application d'un épithème de poix de Bourgogne : le malade en conserva cependant une douleur pongitive qui le gênait assez pour son travail.

Peu à peu, et sans autre cause appréciable que la fatigue, cette douleur s'accrut tellement qu'à la date du 20 juin elle s'étendait de l'échancrure sciatique au côté externe du pied droit et l'empêchait même de marcher sans un appui.

A son entrée dans mon service je lui fis successivement poser des ventouses et des aiguilles à acupuncture sur le trajet du nerf sciatique, et j'obtins ainsi une légère amélioration qui disparut même bientôt.

Le 20 juillet, le malade est comme le jour de son arrivée : son état général est bon, mais cependant il y a de l'amaigrissement produit par les douleurs et par l'insomnie qui l'accompagne et par le repos auquel s'est condamné le malade pour atténuer ses souffrances.

La moindre pression, exercée au niveau de l'échancrure sciatique, sur la tête du péroné, à la malléole externe et sur le milieu du coude-pied, exaspère la douleur, mais plus particulièrement au *point* sciatique.

Je prescris une injection hypodermique avec 10 gouttes de la solution de sulfate neutre d'atropine au 0/0 sur le point d'émergence du nerf.

Peu de temps après cette injection, précédée de la miction, la bouche devient sèche; il y a dysphagie légère et un peu de céphalalgie sus-orbitaire; cet ensemble de phénomènes atropiques se dissipe bientôt spontanément, et, le lendemain, nous apprenons que la douleur a considérablement diminué au niveau de l'injection.

5 juillet. — Le mieux se maintient, mais la douleur persiste encore; je recommande une nouvelle injection de la même quantité de la solution et sur le même point.

Aussitôt une grande sédation de la douleur dans toute la longueur du membre permet une plus grande pression et donne aussi au malade la possibilité de quelques mouvements de flexion et d'extension soit générales soit partielles.

Les phénomènes de l'atropisme se prononcent environ 1/4 d'heure après l'opération, et plus insignifiants encore que la première fois.

6. — Le soulagement est encore plus marqué, surtout aux points sciatique et pédieux; mais la douleur du mollet est plus accentuée, quoique le malade puisse déjà se lever et marcher assez facilement avec une canne.

7. — Le malade est dans le même état : troisième injection de 8 gouttes de la liqueur au niveau du mollet.

La guérison arrive pour ainsi dire instantanément. Une heure après l'injection survient une céphalalgie assez intense, de la confusion dans la vision, de la sécheresse à la bouche et de la constriction à la gorge; tous ces phénomènes persistent, au dire du malade, pendant 5 ou 6 heures et disparaissent d'eux-mêmes.

8. — Ce matin il n'existe plus aucune trace de cet atropisme plus marqué que les deux précédents. Le malade marche tout seul et peut exécuter tous les mouvements sans déterminer aucune vive douleur. Il trouve bien encore quelque retentissement léger de ses souffrances dans toute l'étendue du trajet du nerf, mais il mange, digère, dort et se promène toute la journée; content de son état, il demande et obtient son *excat* 3 jours après.

2e Obs. — *Névralgie sciatique datant de 5 ans et rebelle à plusieurs traitements ; 4 injections hypodermiques au sulfate neutre d'atropine : guérison.*

Jacques X.... tailleur de pierre, âgé de 42 ans, entré à l'Hôtel-Dieu le 1er juillet 1869, est couché au n° 42 de la salle Notre-Dame.

Tourmenté, à l'âge de 18 ans, par la fièvre intermittente tierce dont il guérit par le sulfate de quinine; frappé, il y a 9 ans, par un épuisement occasionné par l'excès du travail et persistant pendant 4 mois, il commença, en 1864, à éprouver dans la région lombo-sacrée des douleurs souvent assez vives pour l'empêcher de travailler. Des frictions au baume opodeldoch, à l'alcool camphré et au baume tranquille produisent un soulagement passager.

Ces alternatives de travail et de repos forcé durèrent pendant 2 ans. Alors la douleur devint plus violente et s'étendit même jusqu'au dessous de l'échancrure sciatique. Des bains à vapeur pendant un mois et une douzaine de douches froides à piston produisirent une légère amélioration.

Mais, bientôt après, la névralgie s'étendit jusqu'au côté externe du pied. Des vésicatoires appliqués sur les points les plus douloureux, ramenèrent un peu de calme pour quelque temps.

Au mois de mai 1868, il entra une première fois à l'Hôtel-Dieu, dans le service de M. Nogués qui lui prescrivit 10 bains de vapeur simple et une cautérisation au fer rouge dans toute l'étendue du trajet du nerf sciatique. L'amélioration fut alors très-sensible, et le malade sortit le 25 juin, pouvant marcher, il est vrai, mais conservant encore une douleur sourde qu'il considérait comme d'un mauvais augure.

Pénétré de cette idée, il se rendit à Luchon, où il séjourna du 14 juillet au 10 août, pour y prendre des bains et des douches. Il y trouva du soulagement, mais non la guérison.

Enfin, il y a deux mois, ces douleurs ont reparu avec une intensité nouvelle et graduellement croissante. Il est obligé de garder le lit et c'est pourquoi il est entré de nouveau à l'hôpital.

Il est d'un tempérament nervoso-sanguin et d'une bonne constitution. Tout le membre pelvien du côté droit est le siége de douleurs pongitives, parfois lancinantes, dans la direction du nerf sciatique, surtout aux points sciatique, péronier supérieur et pédieux. Le moindre mouvement et la moindre pression exaspèrent ces douleurs.

2 juillet. — Je prescris une injection hypodermique avec 10 gouttes de la solution atropique au niveau de la grande échancrure sciatique.

3. — Il y a eu hier, quelques instants après l'injection pratiquée vers les 4 heures du soir, une légère céphalalgie frontale, un peu de trouble dans la vue, une très-légère dysphagie accompagnée de sécheresse à la bouche; tous ces symptômes ont disparu spontanément au bout de 5 heures.

Ce matin, il n'en reste plus rien. Le malade accuse un soulagement des plus marqués ; la douleur a été presque enlevée comme par enchantement; les mouvements sont possibles et même assez faciles: c'est ainsi que le malade peut se lever et marcher avec un bâton. Il y a cependant encore une douleur obtuse encore plus accentuée à la jambe et au pied.

4. — Seconde injection de 10 gouttes sur le même point. La dysphagie et les troubles de la vue sont plus accentués ; ils sont pourtant assez peu inquiétants pour les laisser aller à eux-mêmes.

5. — La douleur a complètement disparu de la cuisse ; elle existe seulement, et grandement diminuée, sur le côté externe de la jambe. Les mouvements sont devenus d'autant plus faciles, et le malade se promène des heures entières sans en éprouver une trop grande fatigue.

6. — Troisième injection de 8 gouttes vers le milieu de la jambe et sur le côté externe.

7. — Nous apprenons que les accidents atropiques ne sont arrivés qu'une heure après l'injection, qu'ils ont encore dépassé en intensité ceux de la dernière opération, et qu'ils se sont même compliqués de ténesmes vésicaux pendant la nuit. Tout cet ensemble de symptômes s'est dissipé de lui-même. Toute douleur a complétement disparu ; il y a seulement encore un peu de torpeur musculaire, résultant, sans aucun doute, du repos longtemps gardé par le malade.

Jusqu'au 23 juillet la guérison se confirme de plus en plus. Je fais cependant pratiquer une injection de huit gouttes ; elle n'est suivie d'aucun accident.

Je garde encore le malade pendant quinze jours afin de bien constater la solidité de la guérison, et, à cette époque, je lui donne son billet de sortie.

3e OBS. — *Névralgie sciatique ; vésicatoires, douches de vapeur : légère amélioration ; injections au sulfate neutre d'atropine : guérison.*

B... (Antoine), âgé de trente-un ans, cultivateur, entré le 3 juillet, est couché au n° 32 de la salle Notre-Dame.

Il est d'un tempérament nervoso-sanguin.

Il y a un mois qu'il a commencé à souffrir d'une douleur suivant le trajet du nerf sciatique, et présentant plus particulièrement le

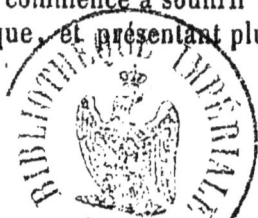

point sciatique et le point péronnier supérieur. Le médecin, consulté en ce moment, prescrivit l'application de deux vésicatoires, d'après la méthode Valleix. La douleur fut grandement soulagée pendant huit jours, mais elle reparut ensuite avec une plus grande intensité qui l'obligea de se faire recevoir à l'Hôtel-Dieu.

Le 5 et le 7 juillet il prend une douche de vapeur simple qui procure une légère amélioration.

Le lendemain, je fais pousser une injection avec huit gouttes de la solution atropique. Le soir, le malade raconte qu'il a eu une très-légère dysphagie, qu'il a eu la langue sèche, qu'il a eu quelques vertiges, et que tous ces phénomènes ont duré à peu près trois heures. La douleur a disparu presque entièrement.

9. — Le malade marche et ne souffre plus. Il sort le 12, entièrement guéri, et tout étonné d'une guérison aussi prompte.

4e OBS. — *Névralgie sciatique ; une injection hypodermique au sulfate neutre d'atropine : guérison.*

Guillaume C,.., âgé de cinquante-neuf ans, scieur de long, entré à l'Hôtel-Dieu le 5 juillet, est couché au n° 3 de la salle Notre-Dame.

Doué d'une forte constitution, et d'un tempérament nervoso-sanguin, il ne présente pour antécédents que l'atteinte d'une sciatique, traitée, il y a sept ans, à l'Hôtel-Dieu, par une série de bains de vapeur qui la firent disparaître dans une quinzaine de jours environ.

Il y a un mois, une nouvelle atteinte, empêchant le malade de travailler, le contraint de revenir à l'hôpital.

Il est facile de constater une névralgie partielle du sciatique du côté gauche, avec prédominance du point sciatique.

Je fais pratiquer, le matin même, une injection avec dix gouttes de la solution au niveau de ce point douloureux.

Une heure environ après l'injection, le malade a éprouvé de la céphalalgie, du trouble de la vision, de la sécheresse à la bouche et de la dysphagie qui ont disparu spontanément au bout de quatre heures.

7. — La douleur a complètement cessé et les mouvements sont presque aussi faciles qu'à l'état normal.

Je le garde pourtant dans la salle jusqu'au 11 pour laisser se confirmer la guérison.

5ᵉ Obs. — *Névralgie sciatique ; deux injections au sulfate neutre d'atropine : guérison.*

M... (Louis), âgé de trente-six ans, domestique, entré à l'Hôtel-Dieu le 1ᵉʳ août 1869, est couché au n° 63 de la salle Notre-Dame.

Nervoso-sanguin, et bien constitué, il a eu, il y a 5 ou 6 ans, des rhumatismes musculaires pour avoir couché sur le foin humide.

Le 26 juillet de cette année, il a été pris de douleurs très-vives occupant tout le trajet du nerf sciatique du côté droit jusques sur le pied.

2 août. — La moindre pression réveille les points sciatique, péronnier supérieur et malléolaire principalement. A 4 heures du soir, injection de dix gouttes de la solution en ce point.

La douleur est comme jugulée ; mais, demi-heure après l'opération, les phénomènes atropiques se caractérisent surtout par une dysurie, avec ténesmes vésicaux, pendant une partie de la nuit.

6. — Le malade accuse de nouveau une douleur sourde vers le côté externe du mollet ; cessation complète et presque instantanée avec huit gouttes de la solution ; aucun accident atropique.

La guérison se maintient, et je signe l'*exeat* le 14 du même mois.

6ᵉ Obs. — *Névralgie sciatique chronique ; deux injections au sulfate neutre d'atropine : amélioration très-sensible.*

L... (Jean-Raymond), soixante-quatre ans, jardinier, entré le 3 août, est couché au n° 59 de la salle Notre-Dame.

Cet homme, doué d'un tempérament nervoso-sanguin et d'une bonne constitution, fut pris, au commencement de l'hiver dernier, d'une douleur sciatique générale et violente qui l'obligea souvent à garder le repos ; la recrudescence l'a nouvellement cloué dans son lit.

4. Août. — Points douloureux sciatique et malléolaire externe : injection de dix gouttes de la solution au niveau du point sciatique ; très-légers phénomènes d'atropine ; affaiblissement très-prononcé de la douleur en ce point ; facilité des mouvements et de la marche.

6. — A quatre heures du soir la douleur malléolaire fatiguant encore le malade, injection de huit gouttes à ce niveau. La douleur est entièrement anéantie, et les phénomènes de l'atropisme n'ont presque pas eu d'intensité et de durée.

Mais le malade se plaignant d'une certaine pesanteur des membres pelviens, surtout le soir, nous les trouvons œdématiés légèrement; l'auscultation nous révèle l'existence d'une lésion organique du cœur, parfaitement reconnaissable dans le tracé sphygmographique.

Jusqu'à la fin du mois, lorsque je quittai le service, la névralgie sciatique n'avait pas reparu.

7e OBS. — *Névralgie sciatique; deux injections au sulfate neutre d'atropine: guérison.*

P... (Jean), vingt ans, charretier, entré le 6 août, est couché au n° 7 de la salle Notre-Dame.

Il éprouve, depuis huit jours des douleurs intenses dans la portion fémorale du nerf sciatique; leur aggravation l'empêche de travailler, et il se rend alors à l'hôpital.

6 Août. — A quatre heures du soir, injection de dix gouttes de la solution au niveau de l'échancrure sciatique : peu de retentissement sur l'organisme; grande sédation de la douleur, qui a disparu presque en entier.

7. — Nouvelle injection de huit gouttes.

8 — Guérison complète et sans accidents. Le 11, le malade sort en très-bon état.

DEUXIÈME SÉRIE.

PREMIÈRE OBSERVATION. — *Dyssenterie diarrhéique; injection au sulfate neutre d'atropine: disparition des ténesmes et du sang dans les selles.*

M... (Alfred), 24 ans, menuisier, entré à l'Hôtel-Dieu le 13 août 1869, est couché au n° 27 de la salle Notre-Dame.

Il y était déjà venu une première fois, il y a trois semaines, pour une diarrhée qui avait cédé rapidement à l'emploi du bismuth et de l'opium.

Le 12 août, dans la matinée, et sans cause appréciable, il est pris par la dyssenterie : chaque demi-heure, des épreintes très-douloureuses expulsaient une petite quantité de matières muqueuses et sanguinolentes.

13. — L'abdomen est douloureux, surtout dans la fosse ilia-

que droite ; il est ballonné ; les selles dyssentériques persistent, la fièvre survient, et c'est alors que le malade vient nous trouver.

14. — Même état : injection, sur la région fessière, de 10 gouttes de la solution atropique.

Le soir, le malade n'accuse que 7 garde-robes depuis le matin après l'injection ; les selles ne sont presque plus douloureuses, et la quantité de sang a beaucoup diminué ; accidents atropiques insignifiants.

15. — Depuis hier au soir jusqu'à ce matin, il y a eu 6 selles, la douleur et le sang ont disparu.

16. — 4 garde-robes diarrhéiques dans la nuit et la journée ; décoction blanche de Sydenham, 500 gr., sirop diacode, 30 gr.

20. — L'amélioration augmente tous les jours ; il mange, n'a plus que trois selles par jour, et se dispose à quitter bientôt l'hôpital.

2⁰ Obs. — *Dyssenterie diarrhéique ; une injection au sulfate neutre d'atropine : disparition des ténesmes et du sang dans les selles.*

Auguste R..., 19 ans, menuisier, fut pris, il y a trois jours, de coliques et de diarrhée, pour avoir bu de l'eau froide lorsqu'il suait beaucoup. Tous les quarts d'heure, soit le jour, soit la nuit, il avait une garde-robe avec des épreintes très-douloureuses, suivies de matières très-peu abondantes, glaireuses et sanguinolentes. Aux ténesmes succédait une douleur sourde et permanente à l'anus qui fatiguait beaucoup le malade.

Ces symptômes augmentent d'intensité, et, la faiblesse générale étant bientôt survenue, le malade vint alors à l'hôpital.

Il est d'une constitution faible et d'un tempérament lymphatico-nerveux. Il a maigri, il est faible à ne pouvoir se tenir debout ; son faciès exprime la douleur. L'abdomen est légèrement ballonné; il est douloureux à la pression. Nous pouvons réellement constater que tous les quarts d'heure, il est obligé d'obéir à un besoin factice de la défécation, que les ténesmes sont très-douloureux, et que les matières produites ont bien tous les caractères de la maladie.

Je prescris, le matin même, une injection avec 10 gouttes de la solution atropique. Les accidents de cette injection sont nuls.

A 4 heures du soir, le malade n'accuse que 6 garde-robes depuis l'injection pratiquée à la visite du matin ; elles ont eu lieu presque sans douleur, plus abondantes, mais encore sanguinolentes. La douleur de l'anus a disparu elle aussi.

14. — Dans la nuit, cinq fois à la selle ; plus de douleur, plus de sang.

15. — La forme diarrhéique prend le dessus ; 4 selles dans les 24 heures (décoction blanche de Sydenham, 500 gr. avec s. nitrate de bismuth, 4 gr., et s. diacode, 30 gr.).

16. — 3 selles dans la journée, moins abondantes, moins liquides et noirâtres. (Même prescription.) Le malade commence à manger.

17. — Tout a disparu, si ce n'est encore la faiblesse. Je signe le billet de sortie.

TROISIÈME SÉRIE.

PREMIÈRE OBSERVATION. — *Points pleurétiques chez un tuberculeux ; injections hypodermiques au chlorhydrate de morphine : guérison.*

Pierre B....., 19 ans, lithographe, couché au n° 58 de la salle Notre-Dame, est entré à l'Hôtel-Dieu, le 4 août 1869, pour une tuberculose pulmonaire touchant à la fin de la 1re période.

Il est anémié ; il se plaint de douleurs lancinantes qui ont leur siége dans le creux sous-claviculaire gauche et au niveau du diaphragme du même côté. Ces points sont exaspérés par un effort quelconque de l'acte respiratoire.

Je prescris le même jour, au niveau de chacun des points douloureux, une injection de 5 gouttes d'une solution de chlorhydrate de morphine au centième.

5 août. — Cette injection a parfaitement réussi : les points douloureux ont disparu presque aussitôt. Un autre s'est déclaré cependant vers l'angle inférieur de l'omoplate gauche : une seconde injection de 10 gouttes, faite sur ce nouveau point, réussit aussi bien que la première à le faire cesser pour ainsi dire sur place.

6. — Depuis ce moment jusqu'au 21, jour de sa sortie, le malade a continué à présenter les phénomènes caractéristiques de la tuberculose ; mais il n'a plus eu à souffrir de points pleurétiques soit anciens, soit nouveaux.

2e OBS. — *Lombago ; 3 injections au chlorhydrate de morphine :*
guérison.

G.... Antoine, 65 ans, cultivateur, entré le 9 août, est couché
au n° 55 de la salle Notre-Dame.

Le 3 août, s'étant assis en suant dans un lieu humide et froid,
il éprouva une douleur sourde et pongitive dans la région des lom-
bes. Cette douleur, en augmentant, l'empêcha bientôt de travailler,
et le força de venir alors à l'hôpital.

Je l'observe pendant 2 jours pour m'assurer de la réalité de
ses assertions, et le 11, à 4 heures du soir, je fais pratiquer
une injection de 10 gouttes de la solution morphinée sur le point
de la région lombaire où le malade rapporte les douleurs les
plus vives.

12. — La douleur a été calmée, elle n'a pas disparu ; seconde
injection du même médicament et à la même dose.

13, 14. — La douleur a considérablement diminué. Les mouvements sont beaucoup plus faciles, et le malade se redresse plus
facilement.

15. — 3e injection de 10 gouttes de la même solution.

16. — La douleur a presque totalement disparu ; mais il y a encore un peu de gêne dans le mouvement d'extension du tronc sur
le bassin.

Je complète le traitement par l'administration de quelques bains
de vapeur simple, et le malade sort complétement guéri le 21 du
même mois.

QUATRIÈME SÉRIE.

PREMIÈRE OBSERVATION. — *Fièvre typhoïde rémittente ; injections*
hypodermiques au sulfate de quinine : guérison des accès.

Calixte A....., âgé de 47 ans, terrassier, entré à l'Hôtel-
Dieu le 29 juin 1869, est couché au n° 46 de la salle Notre-
Dame.

Il est en convalescence d'une fièvre typhoïde qui date de 2 mois;
les selles sont encore diarrhéiques, abondantes et assez fréquen-
tes ; il y a de l'anémie très-prononcée (pot. avec s.-nitrate de bismuth, 4 gr.; sirop diacode, 30 gr. ; 1 lavement avec 5 gouttes
laud. liq. Syd.).

Le soir, vers 4 heures, le malade est en plein stade de chaleur ; il a succédé à celui de la concentration qui a paru vers les 2 heures ; le faciès est coloré, la peau chaude ; le pouls dur, fort et fréquent, bat 90 pulsations ; il y a une céphalalgie sus-orbitaire assez intense.

3. — Cet accès s'est terminé hier au soir vers les 5 heures par une sueur générale abondante. Ce matin, apyrexie complète, malgré la persistance des troubles intestinaux (mêmes prescriptions). Le soir, un second accès apparaît en tout semblable à celui de la veille.

4. — Un autre accès le soir. La diarrhée a diminué.

5. — L'état du tube digestif ne permettant pas l'administration du sulfate de quinine, et d'un autre côté l'opportunité de ce médicament étant suffisamment prouvée, je fais pratiquer une injection hypodermique à la dose de 1 gramme d'une solution composée de 2 grammes de bisulfate de quinine et de 10 grammes d'eau distillée préparée par mon interne, M. Soubie.

L'accès est retardé de 2 heures ; il est moins intense et moins long.

6. — Je fais passer une seconde injection en tout pareille à la première.

7. — L'accès a manqué hier ; jusqu'au 11 juillet les accès n'ont plus reparu ; la diarrhée, sous l'influence du bismuth, s'est considérablement amendée, et, dès ce moment, la guérison s'est prononcée aussi franchement que possible.

2º Obs. — *Fièvre intermittente tierce ; 4 injections au bisulfate de quinine : guérison.*

G.... Jean, 20 ans, cordonnier, entré le 3 juillet 1869, est couché au nº 37 de la salle Notre-Dame.

Il a eu la fièvre typhoïde à l'âge de 10 ans ; il est maintenant en pleine convalescence d'une variole bénigne.

Le 4 juillet, il est saisi par un accès de fièvre bien caractérisé, qui a commencé à 7 heures du matin et qui persiste jusqu'à midi. Le lendemain, 5, apyrexie complète.

6. — Nouvel accès à la même heure et en tout semblable à celui du 4.

Le 8 et le 10, retour de l'accès qui cependant avance un peu sur l'heure de son apparition ; injection hypodermique de 1 gramme de la solution quinique.

11. — Jour apyrétique, seconde injection.

12. — Pas d'accès; troisième injection.

Depuis ce moment les accès n'ont plus reparu; je garde le malade encore quelques jours pour voir se confirmer la guérison.

3ᵉ OBS. — *Dyssenterie avec accès de fièvre erratique ; deux injections au bisulfate de quinine : guérison.*

F... (Joseph), vingt-six ans, maçon, d'une bonne constitution et d'un tempérament bilioso - sanguin, entré le 24 juillet à l'Hôtel-Dieu, est couché au n° 31 de la salle Notre-Dame.

Atteint d'une dyssenterie avec fièvre catarrhale, il marchait assez vite vers la guérison, lorsque, le 1ᵉʳ août, il est pris d'un véritable accès de fièvre de moyenne intensité, de 4 heures du soir à 6 heures.

2 Août. — Le redoublement a paru de 2 heures du soir à 4 heures.

3. — Il est revenu aujourd'hui de 3 heures à 4 heures du soir; injection de 1 gramme de la solution quinique.

4. — Nouvel accès à midi; seconde injection.

A partir de ce moment jusqu'au 17, jour de sa sortie, le malade n'a plus vu les accès. Il est sorti parfaitement guéri de la maladie et de la complication.

4ᵉ OBS. — *Fièvre intermittente tierce ; deux injections hypodermiques au bisulfate de quinine : guérison.*

Un homme, toléré dans le service à cause de son extrême misère, est pris, le 2 août, d'un accès de fièvre qui, se reproduisant le surlendemain, se caractérise avec le type tierce.

Le 5, je fais pratiquer une injection de 1 gramme de la solution quinique à 8 heures du matin, et une seconde, pareille, à 4 heures du soir

L'accès du lendemain n'est pas arrivé, et le malade est sorti du service le 15 août sans avoir eu d'autre accès de fièvre.

Il résulte donc de ces Observations: 1° que le sulfate neutre d'atropine est innocent des dangers dont on l'accuse;

2° Qu'il donne lieu le plus souvent à une guérison quelquefois instantanée, quelquefois progressive, et d'autrefois seulement à une amélioration manifeste;

3° Qu'il y a des indications et des contre indications dans son emploi, pour ces dernières notamment, une idiosyncrasie thérapeutique particulière, une maladie des voies génito-urinaires, le moment trop rapproché du repas, etc., etc.;

4° Que la solution à employer doit être toujours essayée au moment même de son emploi, pour reconnaître si elle est bien à réaction neutre ;

5° Que l'on doit toujours faire préalablement vider la vessie du malade afin d'éviter les accidents de dysurie ou autres;

6° Que l'on peut encore employer, par la même voie, le chlorhydrate de morphine qui donne lui aussi d'excellents résultats, mais avec moins d'instantanéité;

7° Que le sulfate de quinine, administré de la même manière, ayant donné lieu à la guérison, l'on peut ainsi très-heureusement l'appliquer dans le cas de contre indication formelle à l'intérieur, à cause d'une phlogose ou d'une irritation gastrique ou gastro-intestinale.

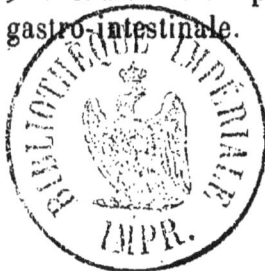

Toulouse, Impr. Rouget frères et Delahaut, rue Saint-Rome, 39.

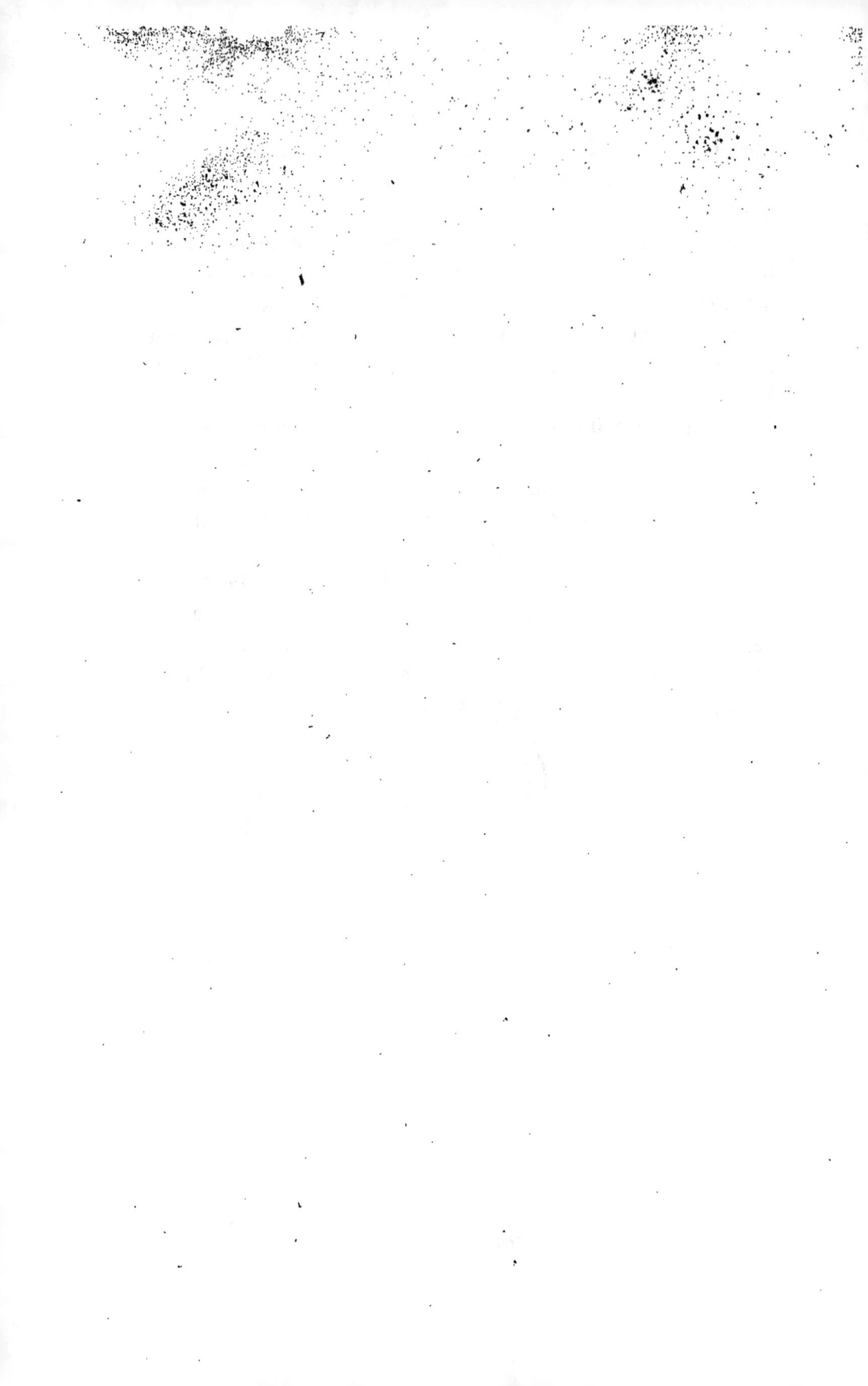

www.ingramcontent.com/pod-product-compliance
Lightning Source LLC
Chambersburg PA
CBHW050411210326
41520CB00020B/6555